Extrait des Archives vétérinaires, n° 20-25, octobre 1877.

LA LOI DU 20 MAI 1838

LES RÉFORMES PROPOSÉES

Par M. DUPONT, vétérinaire à Bordeaux.

Les lois, comme tous les monuments de l'intelligence humaine, présentent le caractère de l'époque où elles furent promulguées; elles portent le cachet des nécessités et des préoccupations qui les ont inspirées. Celle du 20 mai 1838 n'échappe pas à cette règle immuable. Les nombreuses critiques qui l'accueillirent dès sa mise en pratique, les récriminations incessantes dont elle a été l'objet, prouvent qu'elle n'a pas satisfait tous les esprits, répondu à toutes les espérances, à tous les besoins. Au dire de ses détracteurs, elle consacrerait de graves tromperies sans rendre de réels services; il faudrait l'effacer de nos codes! Dans tous les arguments dirigés contre elle, on trouve, à côté d'un petit nombre de raisons sensées, la passion et le parti pris, ces deux ennemis éternels de la vérité et du droit.

Que la loi du 20 mai présente des imperfections; soit. On ne peut nier qu'elle n'ait comblé un grand vide à l'époque où elle fut élaborée et votée. Elle a régularisé les transactions commerciales des animaux domestiques, fixé dans l'espèce les limites du droit, désarmé la mauvaise foi, mis un terme aux scandales du maquignonnage et aux incertitudes de la justice. Son éloge serait déplacé ici, en ce moment. L'interprétation de l'un de ses articles, opposée à l'esprit du législateur, a ouvert la porte à de fâcheuses dissidences dans les expertises et dans les arrêts des tribunaux. Ces dissidences ont creusé un schisme profond, fatal à la dignité des experts et à leurs intérêts professionnels. Elles ont eu pour conséquence d'ameuter tout le monde contre la loi: les hommes les plus intéressés à son existence et les juges eux-mêmes! Quelques vétérinaires ont largement contribué à la déconsidérer. Nous aurions compris qu'ils eussent poussé à la faire rapporter. Ils ont préféré, à côté de réformes insignifiantes, lui faire subir de profondes modifications que rien ne justifie, qui laissent entiers ses imperfections et ses vices. Dans l'intérêt de la chose publique, le moment est venu d'examiner froidement et de bonne foi, si les réformes proposées par le gouvernement rendront la loi meilleure; si, en faisant disparaître de la nomenclature la fluxion périodique et la vieille courbature, on ne fera pas une chose imprudente et mauvaise; s'il n'existe pas des moyens plus simples et plus sûrs de perfectionner la loi en maintenant la nomenclature des vices à peu près intacte? L'examen de ces différentes questions nous amènera à démontrer que la principale cause du schisme qu'elle a suscité, qui lui a créé de si nombreux ennemis, subsiste encore dans la nouvelle rédaction et que c'est contre elle surtout qu'il faudrait agir avec énergie.

Je ne m'occuperai pas, dans cet article, ni de la hernie inguinale dont on propose la suppression, ni de la substitution du mot emphysème à celui de pousse, ni de l'addition d'un nouveau vice dans la nomenclature. Ces modifications, peu importantes d'ailleurs, sont bien justifiées. Elles seront accueillies avec faveur. Il n'en sera pas ainsi de la suppression des deux autres vices, et du maintien de l'article 7 de la loi. Ce sont là les trois points des réformes proposées dont je vais essayer de faire ressortir les inconvénients et les périls.

I

S'il est une maladie qui justifie absolument son maintien dans la nomenclature des vices rédhibitoires, qui mérite de donner droit à la résiliation de la vente dans le commerce des chevaux, c'est la fluxion périodique. Les arguments que l'on a pu invoquer à l'appui de sa radiation méritent à peine d'être réfutés. On a avancé que la maladie est très-rare; qu'elle n'est pas facile à diagnostiquer; que ses manifestations sont quelquefois très-éloignées, ce qui entraîne des procès interminables; qu'elles sont difficiles à apprécier à leur juste valeur par la majorité des experts. On ajoute que le plus souvent l'affection est inoffensive, qu'elle ne présente aucun des caractères de périodicité ni de gravité nécessaires pour revêtir le droit à la résiliation! On invoque enfin les fraudes auxquelles peut donner lieu la simulation d'une maladie éphémère, présentant de lointaines analogies avec elle!

Toutes ces critiques sont-elles bien exactes, bien fondées, irréfutables? Nous ferions injure aux connaissances des hommes pour lesquels nous écrivons, en réduisant ici toutes ces fantaisies à leur juste valeur. Il faut des raisons tout à fait majeures pour abandonner les acheteurs de chevaux à la merci des dangers trop réels de la fluxion périodique, de ses conséquences inévitables, la cécité partielle ou totale ; pour cesser de les protéger contre la moins-value considérable de l'animal qui en est affecté! La maladie est rare? exceptionnellement grave? Par quelles informations, par quelle enquête officielle cela a-t-il été prouvé? Il ne faut pas, lorsqu'il s'agit d'une loi, faire pencher le plateau de la balance plutôt d'un côté que de l'autre!

Voici une statistique recueillie dans mes notes personnelles d'expertise. De l'année 1870 à 1875 inclusivement, j'ai été nommé expert vingt et une fois par des ordonnances de juge de paix, pour constater officiellement la fluxion périodique. J'ai conclu *seize fois* à l'existence du vice; l'accès constaté a déterminé *treize fois* la perte partielle de la vue; *trois fois* les chevaux ont perdu les deux yeux. Dans les cinq autres expertises, j'ai conclu à la non-existence du vice, parce que les animaux étaient âgés (de 9 à 15 ans) et que les organes de la vision, quoique accidentellement malades, ne présentaient aucune lésion, aucune altération de la vue. Sur ces cinq chevaux, appartenant à ma clientèle, trois ont présenté deux récidives éphémères de l'affection qui avait motivé l'expertise légale.

J'ajoute que, dans la Gironde, la fluxion périodique est rare. Cependant, dans ma statistique, les constatations du *vice grave* ont été faites *huit fois*, sur des chevaux nés dans la Gironde. *Cinq* ont perdu complétement la vue (de 4 à 7 ans); *trois* n'ont perdu qu'un œil. En consultant le pédigrée de ces animaux, j'ai pu suivre la filiation héréditaire dans la ligne maternelle.

Je puis relever encore d'autres faits intéressants dans une autre statistique d'expertises, empruntée à ma pratique de 1860 à 1870. Dans cette période, j'ai été nommé expert par les juges de paix ou par les tribunaux, 193 fois. Dans ce nombre, la fluxion périodique figure pour 47. J'ai conclu 31 fois pour la résiliation de la vente, parce que la vision m'a paru toujours plus ou moins compromise. Parmi les 16 animaux que j'avais déclarés non-fluxionnaires, onze ont présenté des récidives éphémères, sans lésions anatomiques des yeux.

Je ne pensais pas, à cette époque, qu'une statistique de cette nature pût avoir, un jour, l'utilité d'un plaidoyer. J'aurais pris le soin de la compléter, comme je l'ai fait pour la période de 1870 à 1875.

Si, dans un département privilégié au point de vue de la fluxion périodique, on peut relever de pareils faits, que sera-ce dans les départements où l'affection est commune? où elle frappe les étalons, les juments et leurs produits? Certaines régions des Pyrénées, du Poitou, de la Charente-Inférieure, des Deux-Sèvres, du Finistère, du Limousin, sont peuplées de chevaux fluxionnaires. Les éleveurs de ces contrées, qui produisent pour le commerce, vont battre des mains. Ils pourront, si les dispositions de la nouvelle loi étaient adoptées, exploiter librement l'ignorance et la crédulité des acheteurs! Ils n'auront plus besoin d'exporter leurs poulains au sortir de la mamelle ; ce qu'ils font prudemment encore, pour éviter les nombreuses non-valeurs que fait la fluxion, chez eux, sans intermittence!

Sans doute, le diagnostic de la fluxion périodique n'est pas toujours facile. Il peut se commettre des fraudes par la simulation d'une maladie passagère, présentant quelques lointaines analogies avec un des symptômes du vice rédhibitoire. J'admets, avec les partisans de la réforme, tout ce que l'esprit d'opposition a pu susciter en sa faveur. Je renonce à démontrer l'exagération et l'abus, qu'on retrouve toujours dans l'instruction des mauvaises causes, pour songer aux victimes que fera la suppression de ce vice dans la nomenclature des affections rédhibitoires. Il semble, après avoir lu leurs réquisitoires, que cette suppression ne doit léser personne et qu'il n'y aura plus désormais de chevaux fluxionnaires dans le commerce ni dans l'élevage!...

Il n'en est pas ainsi malheureusement. Je n'en veux d'autre preuve que ce qui se passe chaque jour. En 1876, j'ai été nommé expert cinq fois pour la fluxion périodique ; en 1877 trois fois. Mes confrères de Bordeaux ont été chargés, sans doute, d'expertises analogues. Je laisse de côté les hypothèses et les probabilités pour m'en tenir aux faits qui me sont personnels. Dans cette période de dix-huit mois, j'ai constaté judiciairement huit cas graves de fluxion périodique dans le département de la Gironde, où le mouvement annuel du commerce hippique a considérablement diminué depuis 1870. Cela constitue environ un chiffre de plus de 5 pour 100 de cas de fluxion périodique dans une contrée où ce vice était rare et où il a presque totalement disparu.

Je ne fais pas du roman ici. Nos sociétés savantes, les hommes éminents appelés à l'honneur de donner leur avis au ministre de l'agriculture et du commerce dans les questions délicates de législation rurale, n'ont pas les notions suffisantes de la pratique vétérinaire, *exercée comme elle l'est*, sur tous les points du territoire. Leur haute situation scientifique ou administrative les éloigne forcément de l'étude des faits généraux de la profession. Il ne leur est pas possible d'apprécier les détails multiples de sa pratique dans tous nos départements avec les différences et les analogies qu'ils présentent. Leur opinion dans la question ne saurait donc réunir les conditions d'un jugement sûr et équitable. Pour prononcer dans l'espèce, pour justifier la proposition de mutiler la loi du 20 mai, il faudrait que quelques hommes possédassent l'ensemble des connaissances acquises par l'observation personnelle de tous les actes qui ressortissent à cette loi, depuis qu'elle a été promulguée jusqu'à ce jour. Je ne crois pas qu'un seul homme, que dix hommes, les plus savants, les plus distingués, les plus honorables, possèdent cette science, qui est le lot, morcelé à l'infini, de tous les vétérinaires praticiens de France, de tout le monde, compétent dans l'espèce!

Si les écrivains et les observateurs qui ont disserté dans ces dernières années, un peu trop bruyamment peut-être, sur les vices et sur les inconvénients de la loi qui nous occupe, s'étaient placés à un point de vue moins personnel, moins local, ils auraient apporté certainement plus de vraie sagesse dans leurs attaques, plus d'impartialité et d'élévation dans leurs conclusions.

Les hommes que n'égarent ni la passion, ni les observations, qui ne résolvent qu'un côté du problème, ont vu avec regret que le gouvernement, dont ils reconnaissent les loyales inten-

tions, n'ait pas soumis l'étude des réformes qui nous occupent
à une enquête quasi-publique, comme il l'a fait récemment
pour la fièvre aphtheuse! Personne n'a oublié toutes les insa-
nités qu'on a publiées dans certains recueils scientifiques sur
cette affection. L'enquête, c'est-à-dire l'opinion de tous les
hommes compétents, a parlé, et le terrible fantôme s'est éva-
noui! Nous ne connaissons pas, au juste, le résultat obtenu!
Mais au silence des orateurs, au mutisme des publicistes, nous
avons deviné! Si pour le projet de réforme de la loi, dont il
s'agit, M. le ministre avait pensé à adresser un questionnaire,
clair et court, à tous les vétérinaires de France, il aurait reçu
leur avis motivé. Il eût peut-être différé de l'avis de ses conseil-
lers, des sociétés, des Écoles vétérinaires, des professeurs de
jurisprudence! M. le ministre aurait jugé quelle opinion était
la meilleure.

La question présente une autre face, qu'il n'est pas sans intérêt d'examiner ici. Je veux parler de l'influence que la dési-
gnation de la fluxion périodique dans la loi du 20 mai a exercée
sur l'existence du vice dans l'élevage général de la France. La
diminution des juments consacrées à la reproduction, atteintes
de cette grave affection, a été considérable depuis 1830. Il faudrait être animé d'une grande partialité, dans cette discussion,
pour ne pas convenir de cette vérité. Sous l'empire de cette
tutélaire disposition de la loi, les éleveurs ont successivement
éliminé les poulinières fluxionnaires de leurs pacages. On peut
affirmer qu'il n'est pas un vétérinaire en France qui, depuis la
loi, ait donné le conseil d'introduire dans un haras quelconque
un reproducteur atteint de cécité, frappé par cette tare héréditaire. Le fermier le plus pauvre, le paysan le plus économe
reculent, aujourd'hui, devant la perspective d'une bonne affaire,
lorsqu'il s'agit d'acheter, pour produire des poulains, une ju-
ment qui a de mauvais yeux. Dans l'administration des haras,
la plus grande sévérité préside à l'exclusion des étalons fluxionnaires; dans l'armée, la réforme frappe sans pitié cette caté-
gorie de chevaux. Cette maladie est la terreur de tous les mar-
chands, de tous les acheteurs, de tous les cavaliers! Il n'aurait
pas été impossible que, sous l'influence de cette réprobation
générale et légitime, on ne vît diminuer rapidement les sujets
porteurs de ce stigmate. Dans quelques années, on n'en aurait
plus trouvé que dans les localités où l'affection se manifeste

sous l'action d'un milieu spécial. Pour obtenir ce résultat, il faudrait maintenir les dispositions protectrices de la loi du 20 mai, conserver la fluxion périodique dans sa nomenclature !

Les partisans de la réforme ne l'entendent pas ainsi. Intransigeants comme tous les réformateurs dont le monde est inondé, peu leur importe le mal produit, les menaces de l'avenir, pourvu que leur avis prévale ! Il était si facile de concilier tout le monde. Il aurait suffi de stipuler, dans la nouvelle loi, que la fluxion périodique ne serait rédhibitoire que si elle entraînait une altération quelconque dans les organes de la vision ou dans les facultés visuelles. On aurait préservé ainsi dans une mesure équitable, les droits du vendeur, les intérêts de l'acheteur, et l'avenir de l'élevage. Cette disposition rendrait les erreurs de diagnostic plus difficiles ; l'opinion des experts n'aurait plus la même importance et on aurait fait disparaître la longueur des contestations judiciaires. Je n'ai pas de formule à proposer ; elle serait facile : il suffirait de dire que « la fluxion périodique n'entraînera la résiliation de la vente que lorsque la vision aura été altérée par des accès chez l'acheteur. Je me fais peut-être illusion. Mais une réforme dans ces limites me paraît satisfaire tous les intérêts mieux que la suppression du vice de la nomenclature.

II

En relisant les débats auxquels donna lieu l'élaboration de la loi du 20 mai 1838 et les discussions dont elle fut l'objet devant les Chambres, je constate que la vieille courbature ne souleva aucune opposition. Cette particularité a son importance aujourd'hui que l'on propose de la faire disparaître de la loi. Il faut relire les pages consacrées, dans l'historique du premier projet, à son adoption ! Elles sont pleines d'intérêt et d'activité. Elles témoignent surtout de la haute compétence des membres de la commission, chargés de sa préparation, de la sollicitude qu'elle sût inspirer à nos législateurs. Elles sont encore un plaidoyer éloquent en faveur de la vieille courbature.

Les mêmes raisons qui motivèrent la classification de cette maladie parmi les vices rédhibitoires subsistent toujours. L'expérience nous en a dévoilé de nouvelles, de plus graves, qui donneront à réfléchir aux hommes auxquels sera dévolue la mission de mutiler cette loi tutélaire. Aucune affection, en effet, ne présente au même degré, dans la majeure partie des cas litigieux qu'elle provoque, les caractères *du vice caché!* Il faut avoir recours à l'auscultation, à la percussion, posséder un vrai talent de clinicien pour pouvoir discerner et apprécier les symptômes obscurs et voilés qui la caractérisent, lorsque ses lésions occupent certaines parties de la cavité thoracique, certaines régions pulmonaires. Tous les vétérinaires qui ont étudié l'anatomie pathologique sur le cadavre, savent que les pleurésies partielles, que les pneumonies lobulaires, *quoique guéries*, laissent toujours une altération anatomique dans la plèvre et dans le poumon. Les adhérences sont presque inévitables ; les indurations lobulaires le sont aussi, si restreint qu'ait été le siége du mal. La résolution ne restitue jamais dans ses conditions physiologiques premières, la souplesse aux plèvres, la perméabilité au poumon. Il reste une tache indélébile, une lésion toujours menaçante! Les pathologistes de l'homme le savent mieux que nous. Demandez-leur le pronostic qu'ils portent sur les pleurétiques, sur les pneumoniques! que de ménagements on leur impose! De quelle surveillance ils sont entourés après leur guérison! Ce sont *eux* qui fournissent le plus de clients aux hôpitaux; qui donnent le plus de besogne aux fossoyeurs!

Sans doute, l'analogie entre le cheval et l'homme n'est pas absolue dans l'entité pathologique qui nous occupe, si l'on n'envisage que la lésion anatomique. Dans le cheval, les désordres qu'elle détermine sont compatibles souvent avec les attributs de la santé ; avec les aptitudes aux divers services qu'on lui demande. Mais cette santé et ces aptitudes sont relativement fragiles. Les organes frappés une première fois par une pleurite ou une pneumonie, ne présentent plus qu'une résistance instable aux causes déterminantes des maladies nouvelles. Ils sont plus susceptibles, désormais, aux influences morbides. Leur capacité fonctionnelle est amoindrie. Ils sont frappés d'une diathèse irrémissible.

Il ne faut pas avoir fait de clinique, n'être pas au courant de la science anatomique, pour contester ces vérités. On peut argumenter sur les degrés du mal, sur ses conséquences plus ou moins prochainement fatales! La controverse a des ressources insondables! Mais il est un fait matériellement irréfutable, c'est l'action anatomique de la pleurésie, de la pneumonie sur la plèvre et sur le poumon. L'animal qui a été frappé a perdu une valeur réelle au point de vue commercial; il est profondément atteint comme instrument de travail! Voilà la vérité incontestable!... Donc, la gravité du vice ne saurait être discutée, pas plus que la responsabilité du vendeur!

Sa fréquence ne saurait être niée, dans la classe des jeunes chevaux surtout, étant admis que les principes des vieilles courbatures résident dans les lésions accumulées des pleurésies, des pneumonies et des autres affections qui ont pour siège les viscères renfermés dans la cavité thoracique. Les partisans des réformes à la loi du 20 mai invoqueront-ils encore ici la difficulté du diagnostic et les erreurs possibles dans les expertises? Grâce aux nouveaux moyens de constater l'état physiologique des organes et des fonctions dont ils sont chargés, l'erreur est presque impossible. Il est évident que le législateur a voulu protéger d'une garantie réelle, effective, le vice caché qui nous occupe. En réalité, ce vice ne donne lieu qu'exceptionnellement à la résiliation. D'où peut venir cette contradiction? Elle provient d'une fausse interprétation de l'article 7 de la loi, ou plutôt, d'une vicieuse rédaction de cet article. Le législateur, en l'adoptant, a retiré d'une main les garanties qu'il avait données de l'autre. L'article 7, en effet, est ainsi conçu : « Si pendant la durée des délais fixés par l'article 3, l'animal vient à périr, le vendeur ne sera pas tenu de la garantie, à moins que l'acheteur ne prouve que la perte de l'animal provient de l'une des maladies spécifiées dans l'article 1er. »

Cet article anéantit toute la moralité de la loi; car, nous allons prouver qu'aucun des vices rédhibitoires ne peut donner lieu à l'exercice et au bénéfice de la garantie et qu'il est telles circonstances où il ne doit jamais entraîner la résiliation. Il faut, en effet, aux termes de l'article 7, que dans le cas de mort, l'expert démontre et prouve que l'animal a succombé et ne présente que les lésions du vice rédhibitoire lui-même. Or, un cheval affecté d'un vice peut mourir d'une autre maladie quelconque, dans l'intervalle qui sépare la constatation de ce vice de la solution des procès. Il ne mourra certainement ni de la fluxion périodique, ni d'une boiterie intermittente, ni de la pousse, ni du cornage, s'il n'est atteint que de l'un de ces vices! Il ne mourra même pas de la vieille courbature; car, tous les vétérinaires savent qu'un animal, qui peut *mourir exclusivement de cette affection chronique dans le délai de la garantie*, n'est pas ordinairement l'objet d'une transaction commerciale. Il ne peut être acheté sur aucun marché, où sa valeur serait si minime que la vente ne donnerait jamais lieu à procès. Ainsi, la loi du 20 mai, qui fut un bienfait immense et dont le but était d'introduire la moralité dans un négoce si fécond en tromperies... consacrerait l'iniquité, le déni de la justice et du droit! Cela est-il possible? Serions-nous contraints d'apporter ici des preuves à cette thèse? Non! Le texte de la loi mérite d'être approfondi. L'interprétation doit viser surtout le but que s'est proposé le législateur. Dans l'espèce, la véritable portée de la loi était de faire bénéficier d'une garantie les acheteurs d'animaux domestiques et de sauvegarder les intérêts du vendeur, en rendant l'acheteur responsable de la mort ou des accidents survenus aux animaux.

Voilà le double but que s'est proposé le législateur. Le premier était atteint par la garantie du vice; le second devait l'être par la rédaction de l'article 7.

Cette rédaction n'a-t-elle pas outrepassé ou méconnu le sentiment du législateur? Littéralement interprétée, elle détruit le but et l'honnèteté de la loi. Dans les cas de mort pendant le procès, tous les intérêts sont sacrifiés à ceux du vendeur; car l'acheteur ne pourra qu'exceptionnellement justifier de ses droits par l'expertise. Pourquoi? Parce qu'aucun des vices rédhibitoires ne peut entraîner la mort de l'animal.

D'autre part, il peut arriver, et j'en ai recueilli des centaines d'exemples, que le vice rédhibitoire puisse être judiciairement constaté sans entraîner la résiliation. Cela arrivera toutes les fois que l'animal périra d'une autre affection chez l'acheteur, avant la solution du procès. Telle est cette rédaction funeste de l'article 7, qu'au lieu de défendre équitablement les deux intérêts contraires d'une transaction loyale, elle ne protége et ne sauvegarde que celui du vendeur! Elle peut même devenir, suivant les circonstances, un encouragement au crime, sans cesser d'être une source permanente de fraude et de tromperie.

La justice et le bon sens commandaient d'établir une. part proportionnelle de responsabilité pour les deux parties, en cas de mort de l'animal, après la constatation officielle du vice rédhibitoire. L'expertise aurait apprécié la part de perte qui devait incomber au vice rédhibitoire et celle qui incombait à la mort. Au vendeur la première, à l'acheteur la seconde, si l'instrument de travail n'avait pas péri par le vice.

Il ne faut pas avoir en sa conscience le sentiment de la justice, pour prétendre que le législateur a voulu, prévoyant la coïncidence fatale dont nous venons de parler, ne sauvegarder que les droits du vendeur? S'il en était ainsi, la loi du 20 mai 1838 serait une œuvre inconséquente et inique. Elle aurait créé des garanties illusoires pour favoriser le dol.

Ici, encore, au point de vue de la fréquence, la statistique doit être invoquée et prêter son concours à nos démonstrations. J'ai relevé dans mes expertises de 1868 à 1870, six faits dans lesquels le cheval est mort, avant la solution du procès, d'*une affection étrangère au vice rédhibitoire* dont il présentait néanmoins les lésions nécroscopiques. La coïncidence du vice, plaidée avec talent dans ces circonstances, n'a jamais été prise en considération par les tribunaux. Depuis 1870, j'ai été nommé expert onze fois pour des faits présentant les mêmes particularités. Dans cinq procès, j'ai été commis pour faire l'autopsie, d'autres experts ayant constaté l'existence des vices rédhibitoires. J'ai pu concilier neuf fois les parties en divisant les pertes. Dans les deux autres cas, l'acheteur a été condamné, quoique les rapports des experts affirmassent l'existence coïncidente d'une vieille maladie de poitrine

La fréquence de ces faits démontre la nécessité d'une nouvelle rédaction de l'article 7, qui laisse la balance égale pour les droits des deux parties. Les vices rédhibitoires qui ont donné lieu aux dix-sept expertises de ma pratique depuis 1858, sont ainsi décomposés : quatre chevaux ayant la fluxion périodique; deux morts du vertige, deux morts d'indigestion ; — six chevaux affectés de boiterie intermittente; deux morts de paralysie, deux de maladie typhoïde, deux de péricardite; — quatre chevaux affectés de cornage, morts de paralysie ; — enfin cinq chevaux affectés de pousse ; deux morts d'accidents, un de cystite avec rupture de la vessie, un de maladie typhoïde. Dans ces dix-sept cas, la procédure avait été régulière et la constatation des vices rédhibitoires était antérieure à la mort des animaux.

III

Cette nécessité de modifier la rédaction de l'article 7 et d'en
approprier les termes à l'esprit du législateur, de manière à
restituer à la loi du 20 mai 1838 sa haute moralité, découle surtout de son application aux anciennes maladies de poitrine, à la
vieille courbature.

Nous sommes naturellement obligé de constater l'abus qui a
été fait de l'article 7 à l'occasion de ce vice rédhibitoire. Le
législateur a voulu garantir la vieille courbature; cela est incontestable. S'il n'a voulu garantir que le degré ultime de l'affection, que le cheval qui succombera à la *vieille courbature exclusivement chronique* dans le délai de neuf jours, il n'a pas fait
une œuvre sérieuse. J'en appelle à la bonne foi et à la mémoire
de tous les hommes qui ont été chargés par la justice des délicates fonctions d'expert? On n'a peut-être jamais intenté un
procès en résiliation de vente pour ce motif; car arrivé à ce
degré ultime de la vieille courbature, mortelle très-prochaine-
ment, le cheval n'a aucune valeur à aucun point de vue! Non,
le bon sens et l'équité repoussent cette pensée. Le législateur a
voulu donner des garanties aux lésions, souvent peu étendues,
mais, profondes et latentes, qui constituent le premier degré,
le point de départ du vice rédhibitoire. Le législateur n'ignorait
pas que toutes ces légères affections, que les jeunes chevaux
contractent dans les pâturages où ils passent leurs premières
années, laissent souvent des traces indélébiles. Les préparateurs
de la loi ne lui avaient pas laissé ignorer ces détails importants,
si nécessaires. Ils l'avaient éclairé sur les conséquences fatales
des pleurésies, des pneumonies, qui éclatent sur les poulains
dans les prairies et qui ne sont jamais soignées par le médecin.
Les unes guérissent, les autres laissent dans les organes une
susceptibilité qui amène des récidives et des lésions désormais incurables, mais qui peuvent être dissimulées et qui
n'excluent pas toujours les apparences d'une santé brillante et
d'une vigueur factice. Elles permettent à l'animal, préparé pour
la vente, de subir un simulacre d'essai. Il arrive quelquefois
que ce simulacre ne peut avoir lieu, parce que le cheval a la
gourme, la cocotte! On l'a acheté néanmoins et c'est chez l'ache-

teur, où l'animal n'est plus soumis à cette vie artificielle du malade, que le terrible dénouement à lieu.

Le législateur, parfaitement initié à la succession des différentes phases de ce qu'on a désigné sous le nom de courbature, a voulu garantir le vice caché profond, caractérisé par les vieilles adhérences de la plèvre et les indurations du poumon. L'étendue de ces lésions importait peu. Il suffisait qu'elles fussent constatées.

Ayons recours encore à la statistique. J'ai relevé, dans la limite de ce qui est possible, tous les procès intentés depuis la loi du 20 mai 1838, pour cause de vieille courbature. J'ai constaté qu'aucun jugement, basé sur un rapport d'autopsie concluant à *l'existence* unique des lésions de la vieille courbature chronique, n'avait jamais été rendu pour affirmer la résiliation demandée. Ceci est concluant, car si le législateur a voulu faire une œuvre sérieuse, il n'a pas voulu garantir ce qui n'a pas besoin de l'être.

D'un autre côté, j'ai constaté qu'en général on trouve dans tous ces documents, procès-verbaux et rapports, la preuve matérielle et scientifique de l'existence des lésions caractéristiques de ce vice rédhibitoire. Il est vrai que le plus souvent les altérations anatomiques qui lui sont propres, se trouvent confondues avec les lésions des maladies aiguës qui ont déterminé la mort. Je comprends que les tribunaux soient sévères pour des experts qui font acte d'ignorance. Mais lorsque le vétérinaire décrit séparément chacune des deux espèces de lésions anatomiques; lorsqu'il prouve scientifiquement que l'animal présentait les graves altérations spéciales à la vieille courbature; lorsqu'il démontre et qu'il affirme que le cheval ne serait pas mort de la maladie aiguë à laquelle il a succombé, si la vieille courbature n'avait pas existé... quel juge pourrait lui donner tort de conclure pour le vice ?...

Ce qui répugnerait à la conscience d'un juge est fait et accepté, malheureusement chaque jour, par les hommes les plus honorables et par nos confrères les plus éminents. Mais, quand dans leurs savantes dissertations ils concluent ainsi, pourquoi n'affirment-ils pas que les désordres chroniques de la vieille courbature qui existaient antérieurement à la maladie aiguë, ont été sans influence sur la manifestation de celle-ci, sur sa marche violente, sur sa terminaison fatale?

Je respecte trop la conviction des hommes éclairés qui ont fait prévaloir les doctrines absolues de l'article 7 de la loi, pour prolonger ce débat. Mais il me sera permis d'affirmer ici, que les savants confrères qui ont collaboré à sa rédaction, que les législateurs qui l'ont adoptée, n'ont pas eu la pensée qui émerge de l'interprétation littérale de l'article 7. Elle rend, en effet, tout à fait illusoires les garanties promises par les autres articles de la loi !

IV

Les réformes proposées par le gouvernement doivent être soumises à de nouvelles études. Nous protestons contre la suppression des deux vices. Nous croyons que la loi du 20 mai 1838 satisferait l'équité, si la fluxion périodique et la vieille courbature étaient maintenues. La fluxion périodique ne donnerait lieu à la résiliation que si elle entraînait la perte totale ou partielle de la vue (cheval borgne ou aveugle). La vieille courbature ne donnerait droit qu'à une moins-value, si l'animal mourait chez l'acheteur d'une autre affection.

La rédaction actuelle de l'article 7, exclusive de toute moralité, serait remplacée par une espèce de formule établissant la proportionnalité de l'intérêt des deux parties : pour le vice rédhibitoire 40 pour 0/0 de la valeur; pour l'instrument de travail 60 pour 0/0. Des débats contradictoires ou des études nouvelles fixeraient mieux des limites équitables.

Telles sont les réflexions que m'a suggérées la lecture attentive des réformes proposées par le gouvernement à la loi du 20 mai 1838. La suppression de la hernie inguinale, la substitution de mot *emphysème* au mot pousse, l'admission de la méchanceté ou rétivité, sont des réformes excellentes, quoique sans aucune importance pratique. Le maintien de la fluxion périodique et de la vieille courbature dans la nomenclature des vices rédhibitoires; la première, toutes les fois qu'elle entraînera une lésion dans les organes chargés des fonctions visuelles; la seconde, sous le bénéfice d'une équitable appréciation des intérêts des deux parties en cas de coïncidence de mort...; ce maintien me paraît absolument nécessaire. Enfin, une nouvelle formule de l'article 7 de la loi, réglant dans un sens honnête et juste les intérêts du vendeur et de l'acheteur dans le cas où un vice rédhibitoire étant constaté, la mort de l'animal surviendrait à la suite d'une autre maladie, avant la solution du procès. Je crois que ces réformes perfectionneraient la loi du 20 mai 1838, autant que peut l'être une œuvre législative.

Si le gouvernement persévérait dans son projet, qui rendrait la loi plus mauvaise qu'elle ne l'est aujourd'hui, nous ferions un appel chaleureux à tous nos confrères de France, afin de susciter à ces pseudo-réformes la plus énergique opposition devant les Chambres nouvelles. Si, contre toute probabilité, nos législateurs condamnaient nos espérances, nous inclinerions nos fronts! Mais nous rappelant le cri indigné de cette noble victime, à qui on offrait un pardon insultant, nous leur dirions tous ensemble... qu'on nous ramène au chaos, au temps où nous n'avions pas de loi, à 1837!

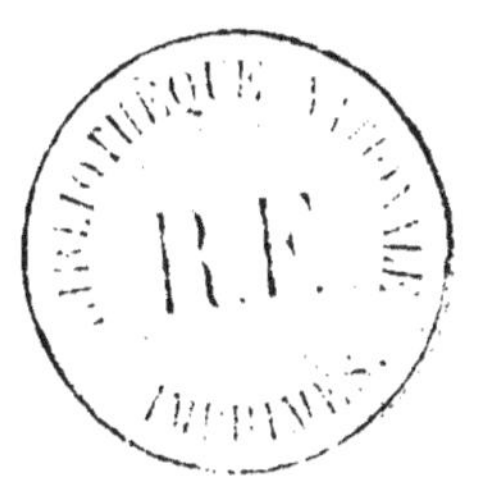